# CARDIOPATHIES

## PALUSTRES

PAR

## Le Docteur L. SARAMITO

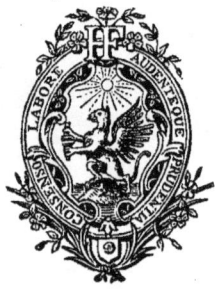

MONTPELLIER

IMPRIMERIE CENTRALE DU MIDI

(Hamelin Frères)

—

1892

# CARDIOPATHIES

## PALUSTRES

PAR

## Le Docteur L. SARAMITO

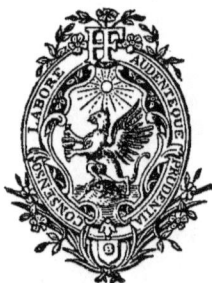

MONTPELLIER

IMPRIMERIE CENTRALE DU MIDI

(Hamelin Frères)

—

1892

# A MON PÈRE ET A MA MÈRE

# A MON FRÈRE ET A MES SŒURS

L. SARAMITO.

A MONSIEUR LE PROFESSEUR AGRÉGÉ RAUZIER

## A MONSIEUR LE PROFESSEUR CARRIEU

L. SARAMITO.

# A MES AMIS

L. SARAMITO.

# INTRODUCTION

———————

Dans les traités de pathologie interne, le paludisme figure
à côté de toutes les maladies infectieuses, comme pouvant
donner lieu à des localisations cardiaques, voire même à
l'endocardite. Il s'en faut cependant que l'existence de cette
entité morbide soit nettement établie. La clinique n'en possède pas une seule observation indiscutable, confirmée par
l'anatomie pathologique. Aussi MM. Kelsch et Kiener ter-
minent-ils leur paragraphe sur ce sujet par la phrase suivante : « La question de l'endocardite paludéenne, c'est-à-dire
d'une phlegmasie relevant directement de la malaria, reste
toujours ouverte. » Nous croyons qu'elle le sera encore après
notre modeste travail.

Nous avons néanmoins cru bien faire en utilisant, pour
l'étude des localisations cardiaques du paludisme, de nombreux cas de fièvre intermittente observés dans les hôpitaux
de Montpellier. L'idée de ce travail et les matériaux pour le
réaliser nous ont été gracieusement offerts par notre jeune
professeur agrégé M. Rauzier ; nous lui en témoignons ici
notre très profonde reconnaissance.

Après un rapide aperçu historique, nous étudions brièvement tous les troubles fonctionnels et organiques qui ont été

successivement signalés par les auteurs : insuffisance mitrale (sans endocardite), dédoublement du second bruit, dilatation, hypertrophie, myocardite.

Nous exposons en terminant nos conclusions.

Mais avant d'entrer dans notre sujet, nous tenons à exprimer notre reconnaissance à M. le professeur Carrieu, qui nous a donné, pendant le cours de nos études, les marques de la plus grande bienveillance.

M. le professeur Grasset nous a fait un bien grand honneur en acceptant la présidence de notre thèse ; qu'il en reçoive nos remerciements les plus respectueux.

# CARDIOPATHIES
## PALUSTRES

## CHAPITRE PREMIER

### APERÇU HISTORIQUE

Nous ne nous attarderons pas à de longues recherches bibliographiques. Ce travail a été fait avec le plus grand soin par M. Rauzier dans un Mémoire important paru en 1890 (*Revue de médecine*). Nous exposerons simplement quelques réflexions que nous a inspirées la lecture de cet historique.

On peut distinguer, parmi les auteurs qui ont étudié les localisations cardiaques du paludisme, deux catégories d'observateurs :

1° Les anatomo-pathologistes ont observé l'état du cœur sur les malades morts de malaria. Ce sont d'abord de simples constatations nécropsiques faites de tout temps par les médecins des pays chauds, portant seulement sur l'aspect macroscopique du cœur : hypertrophie ou atrophie, congestion ou

décoloration, dilatation des cavités (Haspel, Maillot, etc.).
D'autres, poussant cette étude plus loin, font l'examen histologique des parois : les uns admettant la myocardite (Vallin,
Colin, Fabre, de Marseille); les autres, non moins compétents,
ne trouvant pas de dégénérescence des fibres, mais seulement
de la flaccidité et de la pâleur des tissus dues à la cachexie
(Laveran, Kelsch et Kiener).

2° Les cliniciens se sont livrés à l'observation stéthoscopique contrôlée ou non par l'autopsie. C'est par ces derniers
que l'endocardite paludéenne, se manifestant pendant la vie
par des souffles variables comme siège, a été signalée. La
notion de cette nouvelle entité morbide est venue, non des
pays décimés par les fièvres, mais de Paris, et repose sur deux
mémoires dus à Duroziez (1) et à Lancereaux (2). Nous ne
pouvons pas citer tous les auteurs qui plus ou moins incidemment en ont fait une courte mention dans leurs écrits. Nous
ne nous étendrons un peu longuement que sur les deux mémoires précédents qui sont les plus importants en la matière.
Nous dirons aussi ce que pensent nos maîtres français dans
toutes ces questions de paludisme : Laveran, Kelsch et Kiener.

Le mémoire de M. Duroziez porte sur vingt cas de lésions
graves du cœur, constatées chez des malades qui n'accusent
dans leurs antécédents d'autre maladie que les fièvres intermittentes ; l'auteur se demande dès lors si leur lésion cardiaque n'est pas d'origine paludique.

Ces observations se divisent ainsi :

Sept cas de rétrécissement mitral simple ou compliqué d'insuffisance aortique.

(1) Duroziez, *Des lésions valvulaires du cœur d'origine palustre* (*Gazette
des hôpitaux*, p. 47 et 51, 1870).

(2) Lancereaux, *De l'endocardite végétante et ulcéreuse et de ses rapports
avec l'intoxication palustre* (*Archives de médecine*, 1873).

Trois cas d'insuffisance aortique avec insuffisance mitrale.

Cinq cas d'insuffisance aortique pure.

Un cas d'insuffisance mitrale pure.

Deux cas : diagnostic indécis entre insuffisance tricuspide et rétrécissement aortique.

Parmi ces vingt observations, l'auteur n'en rapporte que deux, sans doute les plus typiques et encore très brièvement. Or ce sont deux anciens militaires âgés de trente-huit ans, ayant eu jadis les fièvres en Algérie et atteints actuellement l'un de rétrécissement mitral et insuffisance aortique, l'autre d'insuffisance aortique et mitrale. Le premier a eu du reste la fièvre typhoïde ; le second a été zouave pendant quatorze ans. On peut se demander si l'alcoolisme et la sénilité précoce ne réclament pas dans la génèse de ces lésions une large part et si elles ne sont pas dues autant à l'athérome qu'à leur ancienne infection paludéenne.

Trois ans plus tard, M. Lancereaux essaie de démontrer « qu'il existe une forme d'endocardite végétante et ulcéreuse, commune chez les individus atteints de fièvre intermittente ; cette endocardite serait localisée de préférence aux valvules de l'aorte. »

Les observations de Lancereaux, au nombre de huit, ne constituent pas, croyons-nous, un argument bien solide en faveur de l'endocardite infectieuse paludéenne. Elles ont sans doute sur les nôtres une supériorité, la confirmation nécropsique des troubles constatés par la clinique.

Mais la relation de ces troubles avec le paludisme n'est rien moins qu'évidente. Tous ces paludéens (le paludisme chez deux d'entre eux est même problématique) se trouvent dans une misère physiologique très avancée, fruit d'une vie aventureuse et intempérante. Nous croyons donc que chez eux l'endocardite ulcéreuse est le fait de ces mauvaises conditions hygiéniques.

Avant d'être paludéens, ces malades sont des artério-scléreux, des athéromateux. Aussi, comme ceux de M. Duroziez, font-ils de préférence une endocardite de l'orifice aortique, c'est-à-dire des lésions d'origine artérielle.

On voit par ce rapide aperçu critique, que, malgré la notoriété de ces auteurs, l'endocardite paludéenne était encore à démontrer, surtout si on oppose aux conclusions de Duroziez et Lancereaux le silence de tous les médecins qui ont observé dans les pays chauds.

M. Laveran nie absolument l'endorcardite chronique paludéenne : « Les fièvres palustres, dit-il, sont trop communes, trop répandues, pour qu'il faille s'étonner de les rencontrer quelquefois dans les antécédents de malades atteints d'affections cardiaques. »

Dutrouleau signale expressément l'absence de ces lésions, et MM. Kelsch et Kiener déclarent que la question est encore à résoudre.

C'est qu'en effet la clinique manquait de faits probants à cet égard. Certains médecins avaient bien entendu des souffles, variés comme siège, chez des sujets accusant une ancienne intoxication paludéenne; chez d'autres, ils avaient constaté à l'autopsie des lésions valvulaires. Mais la relation de ces bruits anormaux, de ces lésions organiques avec le paludisme n'était pas évidente. Ce qui le prouve, c'est la divergence des auteurs quand il s'agit de les rapporter à leur véritable cause : l'anémie, l'endocardite, la cachexie, sont invoquées tour à tour. Nous n'en sommes plus au temps où le rhumatisme seul produisait des désordres dans le cœur. Multiples sont les maladies générales qui jouissent de ce triste privilège, et en présence de troubles cardiaques tardivement constatés la clinique est souvent embarrassée pour en trouver la pathogénie.

M. Rauzier a eu le mérite de publier, en 1890, un nombre

assez considérable de cas d'insuffisance mitrale dans lesquels l'action du paludisme paraît incontestable. Depuis, nous avons eu la bonne fortune d'en observer de nouveaux non moins démonstratifs. Pendant que nous faisons notre thèse, nous observons dans le service de M. le professeur Grasset, un malade absolument typique atteint de fièvre intermittente depuis quelques jours à peine, et chez lequel un souffle au premier temps et à la pointe s'est pour ainsi dire développé sous nos yeux (observation première).

Le malade de l'observation III, observé en 1890 par M. Rauzier dans le service de M. Sarda, est également fort intéressant.

Nous allons donc, dans le chapitre II, rapporter ces faits pour étayer solidemment la réalité de l'insuffisance mitrale paludéenne.

Nous en tenterons ensuite l'interprétation.

# CHAPITRE II

## OBSERVATIONS

### Observation première

(PERSONNELLE)

(Recueillie dans le service de M. Grasset)

Insuffisance mitrale.— Œdème

C... (Antoine), trente-six ans, terrassier, entre le 19 juin 1892 dans le service de M. Grasset (salle Fouquet, n° 27.)

Pas d'antécédents héréditaires ; sujet très bien constitué, n'a eu aucune maladie.

Il y a huit jours, samedi dernier, travaillant dans une vigne il eut très chaud et alla boire, dans un ruisseau voisin, de l'eau quelque peu stagnante. Le soir, en rentrant, il se plaignit de céphalalgie et de perte d'appétit ; un peu de diarrhée. Le lendemain et les jours suivants, les symptômes d'embarras gastrique vont en augmentant.

La fièvre intermittente ne se manifeste que jeudi, c'est-à-dire cinq jours après l'infection, par un accès violent et très caractéristique que le malade dit avoir eu à trois heures du soir. M. Grasset insiste sur cette marche de l'infection paludéenne débutant souvent par un embarras gastrique.

18. — Vendredi, nouvel accès.

19. — Jour de son entrée. T. : soir, à quatre heures, 40°.

20. — T. : 36°2. P. : 68.

Langue sale, envies fréquentes de vomir.

Rate un peu douloureuse.

*Rien au cœur.*

On prescrit 1 gr. 50 d'ipéca.

21. — A eu la veille son accès à quatre heures. T. : matin, 41°; soir, 36°2. P. : 74.

On prescrit 1 gramme de quinine en trois cachets, pour quatre, six et huit heures du matin.

*Pas de souffle au cœur; premier bruit un peu faible.* Le malade se plaint d'essoufflement quand il marche.

22. — A eu la veille un accès beaucoup plus léger : T. : matin, 38°; soir, 36°2. Pouls, 80. Premier bruit faible. Quinine.

23. — T. : matin, 37°; soir, 36°3. Pouls, 70.

*Faiblesse du premier bruit.* Apparition d'un œdème léger aux membres inférieurs.

24. — Le malade n'a plus de fièvre. Pouls normal; se plaint de faiblesse dans les jambes, de fatigue quand il se lève.

Œdème augmente.

25. — A l'auscultation du cœur nous trouvons le premier bruit un peu prolongé. Nous faisons lever le malade, qui fait le tour de la salle. Il se recouche et nous le réauscultons. Souffle très net à la pointe et au premier temps, avec propagation dans l'aisselle.

26. — Œdème généralisé. Le stéthoscope appliqué sur le thorax laisse son empreinte.

*Souffle très net au premier temps et à la pointe.*

On suspend le sulfate de quinine.

27. — Même état. Œdème du scrotum très considérable.

28. — Souffle persiste.

29. — Même état.

30. — Œdème diminue un peu.

2 juillet. — Même état; œdème diminue; on prescrit la quinine pour le lendemain (semaine paroxystique).

4. — Œdème diminué le matin, mais un peu augmenté le soir, quand le malade se lève. Le premier bruit devient plus énergique. Le souffle existe toujours.

5. — Œdème presque nul le matin.

Le premier bruit est maintenant presque normal.

### Observation II

#### (PERSONNELLE)

(Recueillie dans le service de M. Grasset)

Insuffisance mitrale. — Dédoublement

Comb... (Maximin), vingt-six ans, charpentier, entre le 27 juin 1892 dans le service de M. Grasset (salle Fouquet, n° 5.)

Sujet robuste, n'a jamais été malade.

Mère morte de couches, père très bien portant.

A contracté les fièvres en Camargue au mois de mars de cette année; n'a eu alors qu'un accès, s'étant immédiatement soigné.

A été repris il y a vingt jours d'accès quotidiens, à l'occasion d'un bain forcé (s'est jeté à l'eau pour sauver quelqu'un).

27. — On examine le malade; langue un peu sale; a des vomissements au moment de ses accès.

Rate très volumineuse, formant un gâteau qu'on sent très nettement au toucher, teint un peu terreux.

*Au cœur, souffle rude à la pointe au premier temps, se propageant vers l'aisselle.*

*Dédoublement très accentué du deuxième temps, au foyer pulmonaire.*

Observer le malade pour son accès du soir.

28. — A eu son accès la veille à deux heures. T. : matin, 39°6 ; soir, 35°6. P. : 70. On prescrit la quinine : 1 gramme en trois cachets.

29. — T. : matin, 41°4 ; soir, 36°. P. : 64. Quinine.

30 — T. : matin, 38° ; soir, 36°8. P. : 64. Quinine.

1er juillet. — T. : matin, 37°4 ; soir, 36°. P. : 60. Quinine.

2. — Pas de fièvre ; le malade demande à sortir. Pas d'œdème ; le souffle persiste, le dédoublement est très diminué. Pas de palpitation ni d'essoufflement.

## Observation III

### (INÉDITE)

(Recueillie dans le service de M. Sarda. — Communiquée par M. Rauzier.)

Insuffisance mitrale. — Dédoublement. — Œdème.

Coud... (A), vingt-deux ans, cultivateur, entre le 30 septembre 1890 dans le service de M. Sarda. Habite Aigues-mortes depuis un mois. Aucune maladie antérieure, pas de rhumatisme, ne s'est jamais plaint de palpitations.

Se plaint depuis quelques jours de faiblesse, de céphalalgie, d'une lassitude extrême. A eu de la diarrhée trois au quatre jours. Ne tousse pas. Le ventre n'est pas ballonné, mais un peu douloureux à la pression des deux côtés. Rate un peu grosse. Langue un peu sale, mais humide.

1er septembre. — T. : matin 37°2 : soir, 37°7. P. : 68.

2. — T. : matin, 36°7 ; soir, 37°4. P. : 70.

Rien au cœur. Le malade est porté sortant avec le diagnostic d'embarras gastrique léger.

Mais, le 26 septembre, il rentre de nouveau avec des accès de fièvre très nets tous les soirs, à sept heures, depuis dix jours.

Dès le 28, on administre le sulfate de quinine. Le soir, apyrexie, ainsi que les jours suivants.

Rate volumineuse (0,25).

*Au cœur, souffle rude au premier temps et à la pointe.*

Le 1ᵉʳ octobre, on suspend la quinine.

Le 6, un nouveau symptôme apparaît ; le malade présente de l'œdème généralisée ; la rate est volumineuse, le foie normal. Pas d'albumine dans les urines. Pointes de feu sur la rate, régime lacté.

9. — Même état. Urines abondantes, transparentes, pas d'albumine. Pouls, 48. Il y a toujours au cœur un souffle rude à la pointe.

10. — Œdème moindre. Pouls, 60.

12. — Œdème des extrémités a disparu. P. : 48.

*Souffle au premier temps, dédoublement intermittent du deuxième temps à l'artère pulmonaire. Souffle carotidien.*

11. — Le malade va de mieux en mieux. La rate est moins volumineuse, l'œdème a disparu. Le malade sort conservant son souffle à la pointe, se propageant dans les vaisseaux du cou.

### Observation IV

(INÉDITE)

(Service de M. Grasset. — Communiquée par M. Rauzier)

Insuffisance mitrale

A... (Nicolas), quarante-deux ans, foudrier, entre le 17 avril 1890. A déjà fait un court séjour dans le service pour embarras gastrique fébrile. Pas d'autres antécédents.

18. — Se dit malade depuis dix jours. Se sent courbaturé, brisé, éprouve des douleurs dans l'hypochondre gauche et des frissons tous les jours à des heures indéterminées.

Il est anémié, constipé ; langue très sale.

La rate dépasse de deux travers de doigt les fausses côtes.

*Au cœur, souffle au premier temps et à la pointe.*

Éprouve des frissons depuis cinq heures du matin. Le malade est en plein accès. La température, prise illico, donne :

Après 1 minute    aisselle 38°9    main 37°

Après 7    —    —    40°5    —    39°1

On lui fait une injection de quinine, et on lui prescrit 1 gr. en cachets pour la nuit.

19. — T. : matin, 38°2 ; soir, 36°1. P. : 56.

Langue très sale, mauvaise bouche, douleurs violentes au niveau de la rate, constipation.

Villacabras, illico.

Quinine pour le soir.

2. — T. : matin, 36°1 ; soir, 36°3. Quinine.

23. — Le malade n'a plus eu d'accès. On substitue l'arsénic à la quinine.

30. — Prétend avoir eu un accès dans la nuit. Langue sale. Pouls, 64.

Ipéca, sulfate de quinine.

Sortant le 5 mai.

## Observation V

### (INÉDITE)

(Service de M. Grasset. — Communiquée par M. Rauzier)

#### Insuffisance mitrale

B. (François), trente-neuf ans, terrassier, entre le 19 août 1890. Aucune maladie antérieure.

Travaillait en Camargue. A Montpellier depuis huit jours seulement.

20. — A eu le premier accès le 18, l'avant-veille. On ne prescrit rien, pour observer le malade.

21. — T. : hier soir, 40°3 ; matin, 36°5. Accès très net, type tierce.

On prescrit la quinine, 1 gramme.

22. — T. : matin, 36°5 ; soir, 36°2. Quinine.

23. — T. : matin, 39°2 ; soir, 36°2.

*Au cœur, on constate un souffle au premier temps et à la pointe, apparu après trois accès. Pas de palpitations, pas d'œdème. Rate volumineuse.*

24. — Plus d'accès. On continue deux ou trois jours l'usage de la quinine.

Sortant le 27.

### Observation VI

(INÉDITE)

(Service de M. Grasset. — Communiquée par M. Rauzier)

Insuffisance mitrale

Buf... (Charles), trente-deux ans, entre le 19 juillet 1890 dans le service de M. Grasset.

Vient à Aigues-Mortes. A eu déjà les fièvres l'année dernière, pendant huit jours. Aucune autre maladie antérieure ; pas d'antécédents héréditaires, sujet très robuste.

Actuellement, accès tous les jours depuis onze jours, à des heures diverses, a pris irrégulièrement du sulfate de quinine.

20. — T. : matin, 38°3 ; soir, 38°5.

21. — T. : matin, 36°6 ; soir, 40°1. P. 92. Accès très net. Le thermomètre, mis pendant la visite, atteint au bout de quinze secondes 37°2 ; au bout de six minutes, 40°1.

*Au cœur, souffle au premier temps et à la pointe ; un peu d'éclat diastolique, athérome léger. Rate un peu volumineuse.*

Langue sale : on prescrit un vomitif pour le matin, et de la quinine pour le soir, sept, neuf et onze heures.

22. — T. : matin, 38°9, soir, 37°4. P. 72. A eu cette nuit des sueurs sans frissons. Souffle un peu moindre ; quinine.

23. — T. : matin, 37°7 ; soir, 36°2. P. 64.

26. — Le malade n'a pas eu d'accès ; on suspend la quinine et on la remplace par le quinquina au Fowler.

28. — Léger œdème des extrémités.

Sort le 8 août.

## Observation VII

(inédite)

(Service de M. Grasset. — Communiquée par M. Rauzier)

Insuffisance mitrale

Co... (Joséphine), vingt-six ans, cuisinière, entre le 10 novembre 1890 dans le service de M. Grasset. Arrivée d'Aigues-mortes depuis huit jours. Accès de fièvre depuis huit jours, tierces d'abord, quotidiens depuis deux jours, à quatre heures du soir.

11. — T. : matin, 37°3 ; soir, 37°9. P. 56. La malade dit avoir eu son accès dans la nuit. Rate un peu volumineuse, langue sale.

*Au cœur, souffle au premier temps et à la pointe ; souffle carotidien.* On donne un vomitif.

12. — T. : matin, 40°9 ; soir, 35°7. Accès très net hier à deux heures et demie. On donne la quinine.

13. — T. : matin, 37°4 ; soir, 36°4. P. 64. Sulfate de quinine.

14. — T. : matin, 36°7 ; soir, 86°. P. 48. Sulfate de quinine.

La malade n'ayant plus d'accès, on suspend la quinine le 16. Sort le 18. *Plus de souffle cardiaque. Souffle carotidien.*

**Observation VIII**

(INÉDITE)

(Service de M. Grasset. — Communiquée par M. Rauzier)

Insuffisance mitrale

Vials (Salomon), trente ans, journalier à Palavas, entre le 27 septembre dans le service de M. Grasset.

Antécédents héréditaires nuls.

Pas de maladie antérieure.

A contracté les fièvres il y a huit jours ; accès quotidiens à une heure de l'après-midi.

28. — T.: matin, 39°7 ; soir, 35°4.

Langue sale, embarras gastrique.

Rate volumineuse.

*Au cœur, souffle au premier temps et à la pointe.* — On prescrit 1 gr. 50 d'ipéca.

29. — T.: matin, 38° ; soir, 35°8. Sulfate de quinine 1 gramme.

30. — T.: matin, 38°5 ; soir, 36°5. P.: 56. Sulfate de quinine, 1 gramme.

1er octobre. — T.: matin, 36°8 ; soir, 36°5. P.: 64. Sulfate de quinine, 1 gramme

2. — T.: matin, 36° ; soir, 36°. P. 68. Sulfate de quinine, 1 gramme.

3. — Apyrexie. P.: 68. Sulfate de quinine, 1 gramme.

4. — On suspend la quinine.

6. — Sortant.

Conserve son souffle perceptible seulement quand le malade est couché.

### Observation IX

(MÉMOIRE RAUZIER)

Insuffisance mitrale. — Œdème

Grin... (Joseph), vingt-sept ans, terrassier, entre le 15 septembre à l'hôpital suburbain (salle Fouquet, n° 28, service de M. Brousse).

C'est un sujet fort et robuste, nullement anémique, dans les antécédents héréditaires ou personnels duquel on ne retrouve ni rhumatisme, ni fièvres, ni symptômes fonctionnels de lésion cardiaque ancienne.

Il a contracté, quinze jours avant son entrée, les fièvres à Aiguesmortes. Les accès, dont le type paraît être quotidien, débutent à midi et le malade se sent de nouveau à l'aise vers trois heures.

La langue est sale, la rate non développée. Au cœur existe un *souffle rude au premier temps à la pointe*, se propageant en décroissant du côté de la base et dans l'aisselle, avec *frémissement systolique*, sans dédoublement; le souffle ne se propage pas dans les vaisseaux du cou.

Le pouls et les battements artériels sont énergiques, comme le choc cardiaque; le pouls est régulier, de fréquence normale.

Après administration d'un vomitif, le sulfate de quinine est donné à doses décroissantes du 17 au 23 septembre; les accès disparaissent dès le premier jour de l'emploi du médicament.

Le 26, apparaît un œdème assez notable des chevilles, se généralisant bientôt aux membres inférieurs, au scrotum, aux parois abdominales et aux paupières. L'emploi prolongé de la lactose, à la dose de 25, puis 40 grammes par jour, finit par avoir raison de ces œdèmes et détermine une polyurie abondante sans sucre ni albumine.

Dans la suite, le souffle s'atténue ; le 23 novembre, il est fort léger et limité à la pointe ; le malade éprouve, par intervalle, de la dyspnée et des palpitations ; il n'existe pas de bruits anormaux dans les vaisseaux du cou.

### Observation X

(MÉMOIRE RAUZIER)

Insuffisance mitrale

Coud... (Guillaume), âgé de dix-sept ans, entre le 29 octobre 1889, dans le service de M. le professeur Grasset (n° 14, salle Fouquet). C'est un sujet robuste ; il exerce la profession de foudrier et n'a jamais été malade. L'arthritisme fait défaut dans ses antécédents personnels et dans ses antécédents de famille. Il n'est pas essoufflé et n'a jamais présenté d'œdèmes.

Il a séjourné trois semaines en Corse au mois d'août, a contracté les fièvres et est aussitôt rentré en France. Les accès qui persistent *depuis deux mois* ont été quotidiens au début, puis sont devenus atypiques sous l'influence d'une médication qui, malheureusement pour le malade, n'a pas été suffisamment prolongée ; les trois ont eu lieu le 24, le 28 et le 29 octobre.

Le *30 octobre* au matin, la température est à 35°1, le pouls à 64. Le malade, vigoureux et bien constitué, a un teint pâle et terreux ; sa langue est blanchâtre. La rate est légèrement augmentée de volume, mais ne dépasse pas le rebord des fausses côtes. Il existe un *souffle rude au premier temps à la pointe*, se propageant vers l'aisselle. Les battements du cœur sont énergiques ; on ne constate pas d'hypertrophie de l'organe.

Le soir, T.: 39°5 ; P.: 72. L'accès débute à trois heures du soir ; il est moins violent que d'habitude.

Le 31, T. du matin, 38° ; P. 80. Le sulfate de quinine est aussitôt administré à la dose d'un gramme.

Le soir, T.: 38 ; P.: 92. Nouvel accès peu intense.

Les jours suivants, grâce à l'emploi de la quinine, les accès ne se produisent plus. Le médicament est supprimé le 4 novembre, et l'on observe un retour des accidents, sous forme de fièvre intense et continue, les 8, 9 et 10 novembre ; cette hyperpyrexie tombe brusquement sous l'influence de la médication quinique et est suivie, le 11 au matin, d'une hypothermie au cours de laquelle le thermomètre descend à 34°8, le pouls se maintenant à 60. A partir de ce moment, l'apyrexie se maintient et le malade sort le 30 novembre, conservant son souffle cardiaque, sans aucun trouble fonctionnel correspondant.

### Observation XI

#### (MÉMOIRE RAUZIER)

##### Insuffisance mitrale. — Dédoublement

Car... (Charles), dix-neuf ans, cultivateur, entre le 13 octobre 1889 (salle Fouquet, n° 8, service de M. Brousse).

Pas de rhumatisme dans sa famille ; père et mère bien portants ; quatre frères et sœurs en parfaite santé.

Personnellement, il n'a jamais eu de rhumatismes ni présenté aucun signe fonctionnel de lésion cardiaque.

Il vendangeait à Aiguesmortes quand, vingt jours avant son entrée à l'hôpital, il a contracté les fièvres. — Accès quotidiens ; frisson ressenti tous les jours à quatre heures. — Palpitations depuis quelques jours ; pas d'épistaxis ; pas d'œdèmes.

Langue sale : rate développée et douloureuse, *souffle au*

*premier temps en plein ventricule gauche*, aussi bien durant l'accès que pendant l'apyrexie; *dédoublement passager du deuxième bruit à la base* (foyer pulmonaire); *claquement du deuxième bruit aortique*. Avant tout traitement, on compte 44 *pulsations* à la minute.

Un vomitif est administré le premier jour; puis la quinine est donnée du 17 au 25, à doses progressivement décroissantes; on observe ensuite les semaines paroxystiques, tout en soumettant le sujet au quinquina et à la médication arsenicale.

Le malade quitte l'hôpital le 9 novembre, après avoir présenté une rechute légère (non constatée thermométriquement) le 30 octobre.

### Observation XII

#### (MÉMOIRE RAUZIER)

##### Insuffisance mitrale

Lamb... (Joseph), quarante-deux ans, terrassier, entre le 7 février 1889 (salle St-Lazare, n° 21, service de M. Grasset).

Son père est rhumatisant; lui-même n'a jamais présenté de rhumatismes, mais a eu trois pneumonies, deux à gauche et une à droite.

Il habitait la Camargue depuis quinze ans; il n'avait jamais eu d'accès, lorsque, en rentrant, en octobre 1888, au cours de terrassements dans la propriété de La Motte, il a contracté les fièvres.

Une première atteinte, à type d'abord tierce, puis quotidien, a duré six semaines; une deuxième poussée, à type tierce, est survenue aux abords de Noël et a duré dix jours. L'atteinte actuelle date de cinq jours : accès quotidiens, de onze heures du matin à minuit.

Teint terreux; douleur dans la région splénique; rate non

développée (météorisme abdominal) ; pas d'embarras gastrique ; *souffle rude au premier temps et à la pointe.*

Le malade quitte l'hôpital le 19, après avoir subi le traitement spécifique complété par la médication arsenicale. Le
souffle persiste.

### Observation XIII

(MÉMOIRE RAUZIER)

Insuffisance mitrale

Ser. (Marius), vingt-six ans, menuisier, entre le 6 mars 1889
(salle Saint-Lazare, n° 21, service de M.'Grasset).

Ce jeune homme, nullement cachectique, a servi quatre ans
au Tonkin et a gardé deux ans les fièvres qui avaient disparu
en juillet 1888. Depuis deux mois les accès ont reparu ; ils ne
présentent pas de type régulier. Le sujet se plaint de douleurs dans l'hypochondre gauche ; il ne présente aucun signe
fonctionnel de lésion cardiaque.

Pas d'embarras gastrique ; le volume de la rate est normal ;
l'auscultation du cœur révèle un *souffle au premier temps et*
*à la pointe.*

Le malade est soumis au traitement spécifique ; il est atteint, durant son séjour à l'hôpital, d'une bronchite et d'une
urticaire. Il sort le 26 mars, conservant au niveau de la
pointe un souffle atténué mais très net encore.

### Observation XIV

(MÉMOIRE RAUZIER)

Insuffisance mitrale

Perg... (Jean-Pierre), vingt-deux-ans, cultivateur, entre le
4 septembre 1889 dans le service de M. Brousse (salle Fouquet, n° 26).

Père mort de pneumonie : mère migraineuse, morte également d'une affection thoracique aiguë ; un frère mort phtisique et trois sœurs bien portantes. Pas d'arthritisme dans l'hérédité.

Lui-même n'a jamais été malade et n'a jamais présenté de troubles circulatoires. Il a contracté les fièvres à Sainte-Marie, en Camargue, quinze jours avant son entrée.

Accès quotidiens, à deux heures après midi.

Teint terreux ; anorexie, pesanteur épigastrique, constipation, langue sale. Rate développée, mais ne débordant pas les fausses côtes. *Souffle rude au premier temps et à la pointe.*

Le 5, on donne du vomitif ; puis la quinine est administrée, du 6 au 13, à doses décroissantes. Le malade sort le 14 en bon état, conservant néanmoins son bruit de souffle.

### Observation XV

(MÉMOIRE RAUZIER)

Insuffisance mitrale. — Dédoublement

Cel... (Auguste), dix-huit ans, bourrelier, entre le 16 septembre 1889 (salle Fouquet, n° 3, service de M. Brousse).

C'est un sujet robuste et vigoureux, nullement anémique. Il a contracté les fièvres à Aiguesmortes, douze jours avant son entrée.

Ses antécédents pathologiques, héréditaires ou personnels, sont nuls. Aucune trace d'arthritisme ; nul symptôme antérieur de lésion cardiaque.

Accès quotidiens, débutant à une heure après midi et se terminant vers quatre heures. Frisson prolongé ; stades de chaleur et de sueur peu marqués.

Langue sale ; rate volumineuse (12 centimètres de diamètre vertical). *Souffle rude au premier temps et à la pointe,* se propageant dans l'aisselle. Souffle au premier temps à l'aorte, dédoublement du deuxième bruit au niveau de l'orifice pulmonaire.

Un vomitif est administré le lendemain de son entrée ; traitement quinique du 18 au 23 septembre (doses décroissantes). Le malade sort le 28 septembre, sans aucune modification dans l'état du cœur.

### Observation XVI

(MÉMOIRE RAUZIER)

Insuffisance mitrale

Alib... (Philippe), quinze ans, maçon, entre le 2 octobre 1889 dans le service de M. Brousse (salle Fouquet, n° 17).

N'a jamais été malade ; on ne retrouve, dans ses antécédents héréditaires ou personnels, ni arthritisme ni signes fonctionnels de lésion cardiaque.

A contracté les fièvres à Aiguesmortes dix-huit jours auparavant. Accès quotidiens, débutant à midi.

Langue sale ; *souffle léger au premier temps et à la pointe*, même dans l'intervalle des accès.

Le 6 octobre, le sujet, fort indocile et rebelle à subir la médication quinique, s'évade de l'hôpital.

### Observation XVII

(MÉMOIRE RAUZIER)

Insuffisance mitrale

Pouj... (Auguste), vingt et un ans, cultivateur, entre le 21 septembre 1889 (salle Fouquet, n° 19, service de M. Brousse).

Aucun antécédent fâcheux, personnel ou héréditaire ; n'a jamais éprouvé ni essoufflement, ni palpitations, ni œdèmes

A contracté les fièvres à Mauguio. — Début des accès cinq jours avant son entrée; pas de type fébrile régulier.

Anorexie, constipation, langue sale. Rate non développée. Énergie des bruits cardiaques. *Souffle rude au premier temps à la pointe.*

Un vomitif est administré le 22; puis la médication quinique est poursuivie jusqu'au 30. Le malade sort guéri, mais présentant toujours un souffle cardiaque.

### Observation XVIII

( MÉMOIRE RAUZIER )

Insuffisance mitrale

Mong. (Simon), trente-huit ans, chiffonnier, entre le 17 septembre 1889 dans le service de M. Brousse (salle Fouquet, n° 5).

Sujet très émacié, minable, cachectique, prétendant n'avoir jamais été malade antérieurement; misère physiologique profonde.

A contracté les fièvres à Aiguesmortes il y a un mois et demi. Accès quotidiens, d'intensité progressivement croissante; chaque accès retarde régulièrement de deux heures sur le précédent.

Pas d'embarras gastrique. Rate normale. *Souffle au premier temps à la pointe;* pouls petit, dépressible, un peu irrégulier.

La quinine est administrée du 18 au 29 septembre, le malade sort guéri.

## Observation XIX

(MÉMOIRE RAUZIER)

### Insuffisance mitrale. — Œdème

Saraz...(Jérôme), cinquante-huit ans, autrefois mineur, actuellement cultivateur, entre le 23 septembre 1889 dans le service de M. Brousse (salle Fouquet, n° 23).

Pas de rhumatisme dans sa famille. N'a jamais été malade ni présenté les symptômes rationnels d'une cardiopathie.

Accès de fièvre depuis quinze jours, à la suite d'un séjour à Aiguesmortes. Accès quotidiens, débutant à quatre ou cinq heures du soir et durant toute la nuit. Herpès nasal depuis deux ou trois jours. Anorexie, langue un peu sèche. Rate non développée. *Souffle au premier temps à la pointe ;* le pouls est régulier et bondissant, le choc du cœur énergique ; les artères présentent une certaine induration, sans flexuosités.

La quinine est administrée du 24 au 30 septembre.

Le 30, on constate un *œdème léger des extrémités inférieures*, qui s'accroît les jours suivants et persiste, ainsi que le souffle, jusqu'à la sortie du malade ; le pouls ne perd rien de sa force et de sa régularité.

## Observation XX

(MÉMOIRE RAUZIER)

### Insuffisance mitrale. — Dédoublement

Bay... (Louis), vingt-trois ans, journalier, entre le 5 octobre 1889 dans le service de M. Brousse (salle Fouquet, n° 31).

Père rhumatisant. Lui-même n'a jamais été malade, il n'a

pas eu de rhumatismes. Jamais d'essoufflement ni d'œdèmes.
S'enrhume souvent. Se livre à la boisson (est employé chez
un marchand de vin).

A pris les fièvres en Camargue deux mois auparavant ;
type tierce au début ; actuellement, accès irréguliers.

Teint terreux et jaunâtre ; peau fine, tissus flasques.

Langue sale. Rate volumineuse, débordant les fausses côtes.
*Souffle au premier temps à la pointe, dédoublement du
deuxième bruit à l'artère pulmonaire.* Claquement aortique
au deuxième bruit (athérome). Le pouls est plein et irrégulier.

Le malade prend le premier jour un vomitif, puis absorbe
de la quinine, à doses décroissantes, depuis le 9 jusqu'au 17.
Il sort guéri le 23.

### Observation XXI

(MÉMOIRE RAUZIER)

Insuffisance mitrale. — Dédoublement

C.... seize ans, manœuvre, entre le 7 octobre 1880 dans
le service de M. Brousse (salle Fouquet, n° 17).

C'est un enfant abandonné qui n'a jamais été malade ; il est
sujet aux épistaxis, mais il n'a jamais eu antérieurement ni
fièvres ni rhumatisme.

Il a contracté les fièvres à Lattes, où il se trouvait depuis
un mois, et il n'a encore eu, au moment de son entrée, qu'un
seul accès, le 5 octobre à sept heures du soir.

Sujet nullement lymphatique ni anémique. Langue sale ;
rate non volumineuse. *Souffle rude au premier temps à la
pointe, dédoublement du deuxième bruit à l'artère pulmonaire ;* frémissement cataire. Énergie du choc cardiaque et
des battements artériels ; pouls plein, un peu irrégulier.

Vomitif le 8 ; sulfate de quinine depuis le 10 jusqu'au 18. Sorti le 18, conservant son souffle.

### Observation XXII

(MÉMOIRE RAUZIER)

Insuffisance mitrale. — Dédoublement

Falg. (Marius), dix-huit ans, garçon de café depuis peu de mois, cultivateur antérieurement, entre à l'hôpital le 1er octobre 1889 (salle Fouquet, n° 5, service de M. Brousse).

Il n'a jamais été malade, ne s'est jamais trouvé essoufflé ; pas de palpitations, d'épistaxis ni d'œdèmes; pas de rhumatismes dans sa famille ni dans ses ancédents personnels.

Il a contracté depuis quatre ou cinq jours des accès à type quotidien, qui surviennent vers huit heures du soir; le frisson et la chaleur sont intenses, la sueur peu abondante. Anorexie, constipation.

Langue sale; rate légèrement hypertrophiée. *Souffle au premier temps à la pointe, dédoublement du deuxième bruit, à l'artère pulmonaire ; souffles aortiques ; frémissement cataire.* Pouls plein et irrégulier, rare dans l'intervalle des accès.

Le 2, on donne au malade un vomitif; il prend ensuite la quinine à doses décroissantes, depuis le soir du même jour jusqu'au 9, et sort vers la fin du mois, présentant les mêmes bruits anormaux un peu atténués.

### Observation XXIII

(MÉMOIRE RAUZIER)

Insuffisance mitrale. — Dédoublement

Mer... (Albert), dix-sept ans, verrier, entre le 11 octobre 1889 dans le service de M. Brousse (salle Fouquet, n° 22).

Il a eu l'année précédente, à Paris, une fièvre continue qui a duré un mois. Il a contracté des accès à type quotidien cinq jours avant son entrée, sans avoir pourtant fréquenté de région insalubre.

La langue est sale ; la rate n'est pas volumineuse. A l'auscultation du cœur, on trouve *un souffle au premier temps à la pointe* et un *dédoublement du deuxième à l'artère pulmonaire*. Le pouls est plein, presque bondissant, l'artère est un peu dure.

La quinine est administrée dès le lendemain de son entrée ; néanmoins les accès persistent sept jours encore, malgré la prolongation du médicament à la dose d'un gramme. La diarrhée et un peu de bronchite compliquent la situation. L'enfant prend la quinine jusqu'au 24 octobre et sort le 5 novembre complètement guéri.

## Observation XXIV

### (MÉMOIRE RAUZIER)

#### Insuffisance mitrale

Chapp... (Prosper), su platu, pa... garçon de café, peu portefo... à Aigues-mortes, entre le 24 septembre 1886 dans le service de M. Brousse (salle Fouquet, n° 22).

Ce malade a eu un *rhumatisme* articulaire aigu, il y a quatre ans, et la variole il y a deux ans. Il n'a jamais présenté de palpitations, d'essoufflement ni d'œdèmes ; il est franchement *alcoolique*.

Il a pris les fièvres six semaines auparavant, à Aigues-mortes, et les a vues disparaître au bout de six jours par l'emploi de deux doses successives de sulfate de quinine. Depuis l'invasion de la malaria, il a été pris en même temps de *dysenterie*, rend « du sang et de la graisse » dans ses selles et va du corps dix fois par jour, avec ténesme et épreintes. Il éprouve une douleur abdominale en ceinture, ne présente ni fièvre, ni frissons, ni douleurs dans la région hépatique, ni ictère, ni épistaxis.

Teint subictérique et terreux, apyrexie. Langue sale ; ventre météorisé ; foie normal, non douloureux à la pression. Rate volumineuse ; *souffle rude au premier temps à la pointe.*

Grâce à une médication appropriée, la dysenterie diparaît assez rapidement ; mais, le 3 octobre, le malade est repris d'accidents fébriles à forme intermittente, dont l'intensité s'accroît progressivement, et qui cèdent très vite à l'administration de la quinine.

Le malade reste longtemps dans les salles pour se débarrasser de troubles intestinaux. Lorsqu'il quitte l'hôpital, le 5 décembre, le souffle cardiaque a complètement disparu.

### Observation XXV

( MÉMOIRE RAUZIER )

Insuffisance mitrale

Bouq... (Guillaume), vingt et un ans, charretier à Mauguio, entre à l'hôpital Saint-Éloi dans le service de M. Grasset, le 5 février 1889 (salle Saint-Lazare, n° 7).

Pas d'arthritisme, dans ses antécédents héréditaires ou personnels. Il n'a jamais été malade. Pas de symptômes rationnels de lésion cardiaque.

A eu, pendant dix jours, les fièvres intermittentes en 1888.

Entre avec des signes d'embarras gastrique et bronchite ; dès le lendemain, présente un accès typique.

L'état général bon, complexion robuste, digestions faciles ; aucun signe d'anémie. Langue sale, anorexie, douleur au creux épigastrique, nausées, constipation. Respiration rude, un peu de sibilance et quelques souffles crépitants à la base droite. Battements du cœur énergiques ; *souffle rude au premier temps à la pointe*, se propageant du côté de l'appendice xiphoïde.

Après évacuation du tube digestif par un vomitif, la quinine est administrée le 7 février et continuée jusqu'au 11 février. A cette époque, le souffle persiste et son siège est minutieusement noté. Il est très limité et se trouve sur le trajet d'une ligne transversale partant du mamelon et se dirigeant vers le sternum ; on l'entend à trois travers de doigt en dedans du mamelon. La pointe du cœur se trouve à deux travers de doigt au-dessous et deux travers de doigt en dedans du mamelon.

Le malade sort le 17, conservant son souffle atténué.

### Observation XXVI

(Par le docteur Moscato)

In *Giornale Morgagni, sulle localizzazione del infezione palustre*

G. S..., quarante-cinq ans, femme d'un garde-barrière de chemin de fer, station de Campofranco, où règne la malaria, contracte en 1886 les fièvres intermittentes.

N'a jamais eu de rhumatismes ; en 1878, avait eu de la bronchite et de la pneumonie.

Accès quotidiens, rebelles aux préparations de quinine. Durant sa maladie, se plaint d'un essoufflement considérable pendant la marche.

Ayant changé de localité, son état devient meilleur.

Actuellement, souffle au premier temps, au foyer mitral. Essoufflement lorsqu'elle monte les escaliers.

## Observation XXVII

In *Giornale Morgagni*

E. M..., trente-quatre ans, très bien constitué. N'a eu dans sa jeunesse aucune maladie. En 1886, contracte les fièvres et a des accès pendant trois mois (type varié). Dès lors, se plaint *d'essoufflement pendant la marche et d'œdème aux jambes.* En juillet 1889, vient me consulter. Il présente alors de *l'hyperthrophie du cœur, avec souffle au premier temps et à la pointe.* Crises d'asystolie, pouls faible, fréquent (120), dyspnée, pleurésie droite avec épanchement, anasarque, urines albumineuses, bronchite. La fibre cardiaque est tellement dégénérée, qu'aucun tonique ne peut la relever. Mort le 20 juillet.

## Observation XXVIII

In *Giornale Morgagni*

En 1888, pendant une épidémie de malaria, une jeune dame vint me consulter pour des accès de fièvre (41°); ces accès débutaient par des frissons très intenses, avec vomissements de bile, sentiment d'oppression au creux épigastrique, violence du pouls et des battements du cœur.

J'administrai la quinine qui, continuée pendant quelques jours, suspendit la fièvre.

A partir de ce jour, elle se plaignit d'essoufflement après un exercice un peu exagéré.

Actuellement (décembre 1890), je constate à l'auscultation un souffle au second temps à l'orifice aortique, avec légère hypertrophie du cœur, lésions qu'on ne peut attribuer qu'à la malaria.

# CHAPITRE III

## MÉCANISME DE L'INSUFFISANCE MITRALE PALUDÉENNE.

Les 28 observations que nous venons de rapporter démontrent suffisamment que le paludisme aigu, même très bénin, peut retentir sur le cœur et y produire des bruits anormaux, le plus souvent un souffle mitral au premier temps et à la pointe. Nous aurions pu citer plusieurs autres faits semblables, mais nous avons eu soin d'écarter de notre travail tous ceux qui auraient pu donner lieu à une critique trop sérieuse.

Ce phénomène clinique une fois constaté, il nous reste à l'interpréter. Les deux principaux mécanismes auxquels on attribue la plupart des souffles cardiaques, l'anémie et la lésion valvulaire consécutive à l'endocardite, ont eu des adhérents. Nous allons successivement passer en revue ces deux hypothèses, et voir si elles peuvent expliquer les phénomènes que nous avons observés.

ANÉMIE. — Plusieurs auteurs, entre autres Dutrouleau et Griesinger, ont expliqué par l'anémie les souffles qu'ils ont perçus chez les paludéens.

Mais nous ferons remarquer que les observations de Dutrouleau et de Griesinger ont trait à des individus atteints de paludisme chronique et de cachexie ; tous deux signalent des

souffles *de la base se propageant dans les vaisseaux du cou;*
en présence de pareils malades et de pareils signes stéthos-
copiques, il était tout naturel que l'anémie leur parût suffi-
sante pour expliquer ces bruits anormaux.

D'autant plus que Dutrouleau insiste beaucoup sur ce fait
que chez tous les malades qu'il a autopsiés il n'a jamais trouvé
de lésions de l'endocarde. Nos malades, au contraire, sont
tous des adultes, robustes, se livrant à des travaux pénibles
et la plupart observés au début de leur intoxication, quelquefois après deux ou trois accès. Nous n'ignorons pas que
le *plasmodium malariæ* est essentiellement destructeur de
globules et rapidement anémiant. Nous croyons néanmoins
que cette anémie ne peut jouer, dans l'étiologie de ce souffle,
que le rôle de cause prédisposante : les muscles cardiaques
étant mal nourris seront plus facilement paralysés par les
toxines du parasite malarien.

Chez nos malades, nous observons invariablement un
souffle mitral, avec tous ses caractères typiques, localisé toujours à la pointe et se propageant vers l'aisselle, traduisant
par conséquent l'existence d'un trouble valvulaire ; bien dif-
férents sont les souffles produits par l'anémie.

Une preuve enfin que ce souffle est réellement dû à une insuffisance valvulaire, c'est qu'il y a retentissement sur la circulation générale ; en effet, à côté du souffle, nous avons noté
plusieurs fois le dédoublement du second temps ; pour que
l'équilibre des deux circulations puisse être rompu, au point
de se traduire par un dédoublement, il faut évidemment plus
que de l'anémie ; un trouble valvulaire seul peut le produire.

ENDOCARDITE. — Nous avons vu comment d'autres auteurs,
Duroziez, Lancereaux, ont attribué à des lésions valvulaires
les souffles de leurs malades et créé pour ainsi dire l'endocardite paludéenne. Malgré la notoriété de ces habiles obser-

vateurs, nous ne pensons pas qu'il faille souscrire à leurs conclusions, et cela pour les raisons suivantes:

1° Les observations sur lesquelles ils s'appuient ne sont
pas assez démonstratives; la relation entre les lésions de l'endocardite et le paludisme n'est pas évidente.

2° La majorité des auteurs, et surtout les médecins des
pays chauds, qui ont fait des autopsies sans nombre de paludéens, ne l'ont pas signalée. Nos maîtres français en matière
de malaria, Laveran, Kelsch et Kiener, sont peu disposés à
l'admettre. Ces deux derniers ont bien trouvé sept fois à l'autopsie d'anciens paludéens « des valvules épaisses et cou-
ronnées de végétations molles, à surface irrégulière et d'ap-
parence fongueuse. » Ils considèrent cependant ces documents
comme insuffisants pour fonder l'endocardite paludéenne.

3° L'endocardite est une plegmasie, et ce n'est pas le propre du parasite malarien d'en produire.

L'hématozoaire de la fièvre intermittente n'est ni phlogo-
gène, ni pyogène, et n'a pas de tendance à faire de l'inflammation locale. Son rôle n'est pas de se fixer dans un ou plusieurs organes et d'y produire de l'hyperémie, de l'exsuda-
tion de lymphe, de la diapédèse, tous phénomènes qui constituent le premier stade d'une inflammation et par conséquent
d'une endocardite. Il se répand dans la masse sanguine, et y
détruit des globules rouges. S'il est un organe où des phénomènes inflammatoires devraient avoir lieu sous l'influence du
parasite malarien, c'est la rate; or on n'observe rien de pa-
reil.

Pourquoi l'endocarde échapperait-il à la règle et serait-il
le siège d'un travail contraire aux tendances générales de la
maladie? Si on voit au cours de la maladie des troubles organiques survenir dans certains organes, ils sont dus à la fonction de ces organes et non à la nature du bacille. L'hépatite,
la néphrite, l'engorgement et l'hypertrophie de la rate sont

le résultat de la suractivité fonctionnelle qui incombe à ces viscères, en leur qualité d'émunctoires.

Insuffisance mitrale fonctionnelle. — En présence de ces nombreux faits cliniques incontestables que nous avons observé d'un côté, et de la divergence des auteurs pour les expliquer de l'autre, M. Rauzier a adopté dans son Mémoire de 1890 une manière de voir nouvelle, concernant le mécanisme du souffle malarien. Pour lui, il serait dû, non à une altération organique de l'endocarde, mais à une insuffisance fonctionnelle des valvules. Cette hypothèse de l'insuffisance mitrale purement fonctionnelle nous a paru fort plausible et nous l'avons adoptée. Le raisonnement y conduit tout naturellement. En effet, nous voyons d'un côté un organe éminemment actif, le cœur, obligé de suffire à sa tâche, de se surmener même, puisqu'il y a fièvre très intense, malgré l'atteinte portée à sa bonne nutrition par un sang déglobulisé; de l'autre un nombre incalculable de microorganismes sécrétant dans le torrent circulatoire des principes éminemment toxiques. Quoi d'étonnant que l'organe central de cette circulation soit frappé dans son fonctionnement?

Cette théorie de l'insuffisance fonctionnelle des valvules du cœur n'est du reste pas nouvelle. Peter a admis sa réalité. Il explique de cette façon l'insuffisance tricuspidienne que l'on observe dans certains cas de chlorose. Pour lui, cette insuffisance tricuspide serait due à l'invalidité momentanée des muscles papillaires qui seraient impuissants à produire l'exacte juxtaposition des valvules; cette invalidité serait absolument comparable à l'atonie de tous les autres muscles de la vie de relation.

Mais, nous dira-t-on, pourquoi cette action paralysante du poison malarien se fait-elle sentir sur le cœur gauche et la valvule mitrale plus que partout ailleurs? Parce que dans tout organisme soumis à une cause de débilitation, d'intoxication, c'est l'organe le plus en contact avec les produits toxiques et le plus surmené qui sera frappé de préférence.

Or ici, comme dans l'endocardite, c'est le cœur gauche qui sera atteint parce que, à cause de l'engorgement des grands viscères, il est en suractivité fonctionnelle ; et dans ce cœur gauche c'est la valvule mitrale, qui, battue sans cesse par un courant sanguin chargé de toxines, et douée d'une structure anatomique très élémentaire, sera le moins susceptible d'une longue résistance.

Le malade de notre observation I nous a fourni une preuve de ce mécanisme : chez lui, le souffle était très léger quand on l'auscultait couché, après un long repos ; il devenait au contraire beaucoup plus fort, dès qu'on lui faisait faire la moindre fatigue ; ses muscles papillaires devenaient insuffisants dès qu'on leur demandait un surcroît de travail.

Du reste, nous aurions ici une autre cause d'insuffisance mitrale fonctionnelle : c'est la dilatation des cavités ventriculaires, surtout du ventricule gauche, consécutive à la flaccidité considérable des parois. Cette dilatation que nous étudierons tout à l'heure conduit souvent à l'hypertrophie. Or on conçoit que « les tendons valvulaires, ne se développant plus parallèlement à la dilatation des ventricules, deviendront trop courts et empêcheront la coaptation des valvules », d'où insuffisance.

La malaria n'est pas la seule maladie capable de produire de pareils troubles purement fonctionnels, M. Gangolphe a décrit, dans certains cas d'ictère, un bruit de souffle analogue qu'il explique par le même mécanisme, c'est-à-dire par l'action paralysante des sucs biliaires sur les muscles papillaires.

Cette longue discussion peut sembler oiseuse ; il nous a a paru cependant intéressant de nous demander si la fièvre intermittente, à l'instar du rhumatisme, peut produire cette terrible complication, l'endocardite ; on voit tout de suite combien sa gravité serait augmentée. A l'exemple de notre maître M. Rauzier, nous ne le pensons pas ; nous savons que nos assertions manquent de la confirmation anatomo-pathologique, critérium de toute vérité clinique. La bénignité des fièvres intermittentes dans nos pays ne nous a pas permis de le faire. D'un autre côté, l'impossibilité où l'on est encore de cultiver le microbe de la malaria rend difficiles des expériences sur les animaux. Enfin, un dernier moyen de contrôle, l'examen et l'auscultation de nos malades, longtemps après leur atteinte de fièvre, n'est guère possible dans les hôpitaux.

Nous n'en pensons pas moins que l'insuffisance paludéenne est toute fonctionnelle et que par conséquent elle doit s'atténuer et même disparaître avec la cause qui lui a donné naissance, c'est-à-dire l'atonie et le relâchement du muscle cardiaque. Vallin rapporte le cas d'un sujet, atteint d'une fièvre rémittente grave, qui présenta vers la fin de la maladie un souffle systodique à la pointe ; ce souffle disparut après un mois de traitement.

De même Fabre (de Marseille) a constaté à maintes reprises chez des paludéens chroniques un souffle léger au premier temps et à la pointe qui disparaît à mesure que la maladie s'amende. Le même fait s'est produit chez quelques-uns de nos malades, le souffle avait très sensiblement diminué au moment de leur sortie (observations XXII, XXIV, XXV.)

# CHAPITRE IV

## DÉDOUBLEMENT DU SECOND TEMPS

### (Observations XI, XV, XX, XXI, XXII, XXIII)

A côté du souffle, au premier temps à la pointe, nous avons souvent constaté chez nos paludéens un autre phénomène : le dédoublement du second temps à la base, présentant ordinairement son maximum au foyer de l'artère pulmonaire. Ce dédoublement peut quelquefois exister indépendamment de tout souffle, comme dans l'observation suivante (1) :

G... (Désiré), vingt-huit ans, travaille à Palavas, entre le 15 août dans le service de M. Sarda.

A eu les fièvres tout l'été, d'abord tierces, puis quotidiennes.

Les accès l'ont sérieusement repris depuis huit jours à huit heures du matin.

16. — T. : matin, 39°5 ; soir, 35°7. P. : 60.

Langue sale ; rate volumineuse.

*Bruits du cœur peu énergiques.*

*Dédoublement du deuxième bruit à l'artère pulmonaire.*

17. — T. : à onze heures matin, 40° ; soir, 36°.

(1) Communiquée par M. Rauzier.

18. — T. : à dix heures matin, 39° ; à trois heures soir, 36°9. Sulfate de quinine 1 gr.

19. — T. : matin, 36°5 ; soir, 35°5. Sulfate de quinine, 1 gr.

20. — T. : matin, 38° ; soir, 36°7. Sulfate de quinine, 1 gr.

21. — T. : matin, 36° ; soir, 35°8. P. : 52.

L'apyrexie continue.

Le malade sort le 24, guéri.

L'interprétation de ce dédoublement, quoique un peu hypothétique, nous paraît être fournie par le mécanisme de tout dédoublement en général. Cette idée schématique des dédoublements nous a souvent été donnée par M. le professeur Grasset, au cours de ses savantes leçons cliniques, au lit du malade.

En principe, quel est le mécanisme des deux bruits qui constituent la révolution cardiaque ? Ils sont produits : le premier, par la contraction simultanée des deux ventricules ; le deuxième, par la chute des valvules pulmonaires et aortiques. C'est du moins ainsi qu'on explique ces faits en clinique.

Le premier bruit est donc l'expression de la synergie des deux ventricules. Que cette synergie normale vienne à être troublée par une cause quelconque, la contraction ne se fera plus mathématiquement au même moment, et il y aura dédoublement du premier bruit.

De même le deuxième temps est l'expression de la chute des valvules pulmonaires et aortiques qui, dans toute circulation qui se fait bien, doivent tomber absolument en même temps et produire un choc unique. Qu'un trouble survienne dans l'une des deux circulations, grande ou petite, il y aura une différence de tension artérielle, l'équilibre sera rompu dans les deux courants circulatoires et les valvules ne tomberont plus mathématiquement au même moment. Il y aura dédoublement du second bruit.

Ici, ce trouble est justement causé par l'insuffisance mitrale fonctionnelle. Le propre de toute insuffisance mitrale est de retentir rapidement sur la petite circulation, d'y augmenter la tension, d'où dédoublement.

Du reste, ce dédoublement du second temps nous paraît explicable autrement que par cette insuffisance valvulaire. Dans toute affection aiguë de l'appareil respiratoire, il y a souvent dédoublement du second bruit, et on l'explique ainsi : Il y a inflammation du poumon, par conséquent augmentation de tension dans l'artère pulmonaire, d'où dédoublement.

Pourquoi la même interprétation ne serait-elle pas bonne ici ? En effet, que se passe-t-il dans la malaria ? Le rôle du parasite malarien est de créer dans le sang une masse énorme de déchets globulaires, pigment mélanémique, pigment ocre que l'organisme devra éliminer; cette tâche incombe aux grands viscères de l'abdomen, foie, rate, rein, trois organes qui seront en suractivité fonctionnelle congestionnés, hyperémiés. La tension sera donc augmentée dans la grande circulation et il y aura dédoublement du second bruit.

# CHAPITRE V

## DILATATION DU CŒUR

La dilatation du cœur, surtout du ventricule gauche, est la première constatation qui ait été faite de tous temps dans les autopsies des paludéens ; on la trouve signalée dans les écrits de tous les médecins qui ont étudié les maladies des pays chauds.

Annesley (1828), Maillot (1835), Faure (1837), Kulther (1846), etc., observent la dilatation, à côté de la flaccidité des parois, de leur décoloration, de leur manque de tonicité. Pour tous, ces troubles, purement fonctionnels, sont la conséquence de l'anémie. Nous sommes en effet avec MM. Kelsch et Kiener, qui dira : Pourquoi cette rapide du sang qu'il faut les attaquer. D'après M. Peter [1], trois causes principales peuvent produire la dilatation du cœur : un obstacle au cours du sang, un défaut de tonicité, une altération du myocarde. Le défaut de tonicité, au moment où l'organe va justement être surmené, doit ici être incriminé. Nous avons vu comment ce relâchement musculaire, se joignant à l'invalidité des valvules, produit l'insuffisance mitrale. Cette dilatation a encore d'autres conséquences. Le symptôme capital de la dilatation simple du cœur, c'est la faiblesse de l'organe, et partant de ses contractions.

Cette faiblesse de l'organe central de la circulation joue à

(1) Peter, *Traité clinique et pratique des maladies du cœur et de l'aorte.*

notre avis un rôle important dans la pathogénie d'un symptôme que nous avons constaté chez plusieurs malades : nous voulons parler de l'œdème partiel ou généralisé.

Voir observations I, III, XIX, XXVII.

Nous voulons bien admettre que la cachexie réclame une bonne part dans la genèse de ces œdèmes, résultats des déchets globulaires contenus dans l'organisme : mais nous pensons que la faiblesse des contractions cardiaques y est aussi pour beaucoup. Chez nos malades, les œdèmes diminuaient rapidement dès que, les accès ayant disparu depuis plusieurs jours, le cœur reprenait sa tonicité. Ce fait a été surtout remarquable chez le malade de l'observation I.

Nous avons cru devoir expliquer par la dilatation cardiaque et non par la myocardite la faiblesse des contractions ventriculaires que présentèrent certains de nos malades ; la dilatation en effet suffit pour l'expliquer, et, d'un autre côté, la myocardite, comme nous le verrons tout à l'heure, est peu admise par les auteurs, du moins dans le paludisme aigu.

Il nous reste à expliquer une dernière particularité, la prédominance de cette dilatation dans le ventricule gauche. D'une manière générale, le siège de la dilatation varie dans les cavités cardiaques suivant la cause qui la produit. Dans les maladies des voies respiratoires, c'est le cœur droit qui cède, parce que c'est sur lui que retentit la gêne circulatoire du poumon. C'est également ce cœur droit dans la chlorose, parce qu'étant plus faible il subit le premier les atteintes d'une mauvaise nutrition.

Ici, au contraire, la dilatation tient non seulement au défaut de tonicité, mais encore et surtout à la fonction de l'organe qui est de lutter contre l'engorgement des viscères abdominaux. La preuve que cette excitation fonctionnelle du cœur gauche existe, c'est qu'elle aboutit souvent, comme nous allons le voir, à l'hypertrophie.

## Observation XXIX

(INÉDITE)

(Service de M. Brousse, communiquée par M. Rauzier)

Fièvre intermittente pernicieuse. — Faiblesse du premier bruit. — Dilatation du cœur. — Autopsie

Bess.... (Jean-Baptiste), trente-trois ans, cultivateur, entre le 27 septembre 1889 dans le service de M. Brousse.

Pas d'antécédents héréditaires ou personnels.

Travaillait aux Salins, à Perpignan, lorsque un grand malaise le prit, il y a dix jours ; céphalalgie, épistaxis au début, puis affaiblissement considérable.

28. — T. : matin, 38°7. P. : 72. Diarrhée, langue blanche, pas de taches.

*Bruits de cœur peu énergiques.*

On prescrit un verre d'eau de Janos qui produit quatre ou cinq selles.

29. — T. : hier soir, 38°5. P. : 68. Le malade est dans l'adynamie.

T. : matin, 38°. P. : 76.

On prescrit des toniques.

30. — T. : matin, 37°,6. P. : 76. Le malade a eu du délire et de l'agitation cette nuit.

T. : soir, 38°4. P. : 88

*Bruits du cœur peu énergiques, pouls très mou et dépressible.*

Langue sèche, mais non pas rouge sur les bords, ventre ballonné, pas de taches. Teinte subictérique. Tremblement des lèvres et des mains. Rate volumineuse.

On prescrit 1 gramme de bromhydrate de quinine en injections.

Café au rhum, extrait de quinquina, 4 grammes.

1. — T. : matin, 37°5. P. : 80. Cette nuit, agitation très vio-

4

lente ; s'est jeté à bas de son lit. Depuis ce matin, coma. On lui fait une injection de quinine.

T. : matin, 40°5. P. : 120.

Le soir, le pouls est à 124°, la température à 38°8.

Respiration 48°. Le malade n'a pas repris connaissance.

Mort dans le coma, à onze heures.

### AUTOPSIE

Aspect général. — Teint jaunâtre et terreux du sujet ; amaigrissement peu marqué.

THORAX. — Adhérences pleurales anciennes des deux côtés.

*Poumons*. — Congestionnés D = 790 grammes.

—     —     G = 670   —

*Cœur*. — 360 grammes (vidé de ses caillots), volumineux flasque, dilaté, caillots cruoriques.

Fibre non dégénérée.

Pas de liquide péricardique.

ABDOMEN. — Foie volumineux : 2,030 grammes, flasque, à la coupe, teinte brune grisâtre (mélange de gris de fer et d'une faible proportion de brun). Un peu friable.

*Rate* volumineuse, 610 grammes ; très foncée avec des reflets grisâtres ; friable à la coupe.

*Intestin* normal : les parties voisines de la rate ont leurs parois fortement pigmentées.

*Péritoine* normal.

*Reins* D = 150 grammes. Flasques, un peu pâles ; à part cela normaux. — G = 160 grammes.

*Cerveau* normal, méninges présentent une teinte grisâtre qui frappe immédiatement l'attention.

Le diagnostic de fièvre intermittente pernicieuse est confirmé par M. le professeur Kiener, en se basant sur le volume de la rate, la coloration du foie et du cerveau.

# CHAPITRE VI

---

## HYPERTROPHIE DU CŒUR

---

Nous venons de voir comment, dans une atteinte aiguë de fièvre intermittente, le cœur, surpris dans sa bonne nutrition, et excité dans sa fonction, se relâche, se dilate. Si l'affection continue, l'organe réagit et, dans un degré plus élevé, on a signalé au cours du paludisme chronique, non plus seulement la dilatation des cavités, mais encore l'augmentation d'épaisseur des parois, l'hypertrophie du cœur.

L'hypertrophie a peu fixé l'attention des cliniciens.

Haspel et Dutrouleau la mentionnent à peine, Collin prétend ne l'avoir trouvée que 6 fois sur 61 autopsies.

D'après MM. Kelsch et Kiener, elle serait, au contraire, très fréquente chez les sujets atteints de malaria chronique.

Pour nous, ayant eu à observer des malades récemment intoxiqués, nous n'avons pas eu l'occasion d'étudier cette localisation du paludisme.

M. Julié, médecin de garnison à Lunel, a signalé, dans une épidémie d'affections du cœur chez des militaires impaludés, des palpitations simples, de l'hypertrophie sans lésions valvulaires (quatre cas) ou avec lésions de valvules et d'orifices (trois cas). Le tout non contrôlé par l'autopsie. L'auteur rattache ces faits à la malaria.

MM. Kelsch et Kiener ont noté 34 fois sur 80 autopsies

une hypertrophie plus ou moins marquée et ne pouvant être imputée qu'à la malaria ; cette hypertrophie était localisée sur le ventricule gauche. Elle s'accompagnait de tous les symptômes ordinaires. « Les battements du cœur étaient plus énergiques, le pouls présentait plus d'ampleur et plus de force, et parfois la percussion révélait une augmentation sensible de la matité cardiaque. Des palpitations se produisaient sous l'influence d'une marche prolongée ; le pouls alors était dur, accéléré, vibrant, parfois irrégulier ; la pointe du cœur frappait violemment contre la paroi thoracique ; les bruits étaient éclatants. »

C'est, comme on le voit, toute la symptomatologie de l'hypertrophie cardiaque.

Quelles sont ici les causes de cette exaltation cardio-vasculaire ? Elles sont au nombre de deux. D'un côté, une excitabilité anormale du système nerveux cardiaque irrigué par un sang appauvri ; de l'autre, une gêne partielle de la circulation, siégeant dans les grands viscères de l'abdomen, engorgement du foie et de la rate, sclérose naissante des reins (Kelsch et Kiener).

Ces deux causes réunies augmentent le nombre et l'intensité des contractions cardiaques, et « de cet excès de fonctionnement, de cette suractivité résulte l'hypertrophie. » (Peter). C'est une loi générale qui s'applique à tous les muscles. Ceci nous explique également pourquoi cette hypertrophie siège, comme la dilatation, presque uniquement dans le ventricule gauche. « Elle est étroitement liée à son excitation fonctionnelle. »

# CHAPITRE VII

---

## MYOCARDITE

---

Il nous reste à étudier cette dernière localisation cardiaque du paludisme.

Nous avons expliqué précédemment par la dilatation simple, la faiblesse des contractions ventriculaires que nous avons constatée chez quelques malades atteints de fièvre intermittente aigüe. La dilatation suffit en effet pour rendre compte de ce symptôme qui lui-même n'est pas suffisant pour prouver l'existence de la myocardite dans le paludisme aigu.

Ici encore les avis sont partagés. Parmi les auteurs qui ont cherché à établir l'existence d'une myocardite palustre, nous citerons surtout Vallin et Fabre (de Marseille).

Le premier, en 1874 (1), décrit dans les fièvres pernicieuses des altérations du myocarde, absolument analogues à celles qu'on voit dans la fièvre typhoïde : absence de striation des fibres muculaires, friabilité extrême, transformation graisseuse.

Fabre (de Marseille) (2) explique également par la myocardite tous les troubles cardiaques qu'il constate dans la fièvre intermittente aigüe ou chronique : souffle mitral, faiblesse des contractions, syncope, rupture du cœur.

---

(1) Vallin, *Société médicale des hôpitaux*, 1874. *Recueil de méd. militaire*, 8e série, t. XXX. *Union médicale*, 1874, p. 293.

(2) Fabre, *Myocardite palustre (Gazette des hôpitaux*, 1870).

Telle n'est pas l'opinion de Laveran (1); il n'attribue pas au paludisme les altérations anatomiques qu'il observe dans le cœur. Pour lui, cette décoloration du myocarde est due à l'anémie prolongée et non à la dégénérescence des fibres musculaires ; il affirme n'avoir jamais rencontré de la striation irrégulière et de la transformation graisseuse.

Enfin, MM. Kelsch et Kiener, qui envisagent surtout dans leurs belles études sur la malaria la question anatomo-pathologique, déclarent n'avoir jamais rencontré, au cours de nombreuses autopsies, que la flaccidité et la pâleur des parois ventriculaires et attribuent cette décoloration, comme celle de tous les organes, à l'appauvrissement général du sang. Pour eux, le ramollissement, la friabilité, qui ont été observés dans certains cas, sont dus à d'autres causes qu'au paludisme (alcoolisme, accidents gangréneux). Nous croyons donc, comme eux, que la malaria ne produit pas à l'état aigu de l'inflammation du myocarde, pas plus que de l'endocarde.

Mais il n'en est pas de même du paludisme chronique; dans ce cas, l'agent malarien peut, comme toutes les intoxications de longue allure, produire la dégénérescence du cœur et cela, secondairement, par artério-sclérose.

Le poison paludéen doit, suivant M. Grasset, figurer à côté de l'alcool, du tabac, du plomb, de la syphilis, comme cause de sclérose artérielle.

On conçoit en effet que le passage incessant dans le torrent circulatoire d'éléments pigmentaires et de toxines finisse par produire de l'irritation de l'endartère, surtout dans les petits vaisseaux, par le mécanisme si bien décrit par Huchard. Cette artério-sclérose générale et chronique se produira sur les vaisseaux du cœur comme sur tous les autres,

(1) Laveran, *Traité*, 1884.
(2) Kelsch et Kiener, *Maladies des pays chauds.*

entravera la circulation des coronaires, artères nourricières de l'organe, d'où cœur feuille morte, flasque, friable. C'est ainsi que le paludisme chronique, non directement, mais secondairement, peut amener la dégénérescence du cœur.

C'est ce que nous avons observé anatomiquement chez un malade mort d'accès pernicieux avec cachexie profonde (obs. XXX), et cliniquement chez un autre malade soigné récemment par M. Grasset à la villa Fournier (obs. XXXI). Chez ce dernier, l'artério-sclérose, consécutive à une intoxication paludéenne ancienne et latente, s'était si bien localisée sur le cœur, qu'elle produisit chez lui la claudication intermittente de l'organe.

### Observation XXX

(Inédite)

(Service de M. Brousse, communiquée par M. Rauzier)

Fièvre intermittente pernicieuse; dilatation et dégénérescence des fibres musculaires. — Autopsie.

Lor... (Clément), vingt-quatre ans, vendangeur à Aigues-mortes, entre le 30 septembre 1889 dans le service de M. Brousse.

A eu les fièvres au Sénégal pendant trois semaines en 1883, puis à Toulon pendant vingt-trois mois en 1885. N'a jamais eu de dysenterie.

Depuis qu'il est en France, n'a plus eu d'accès.

Récidive il y a dix jours : accès tous les jours de huit à dix heures.

30 septembre. — T.: soir, 39°,7. P., 136.

1er octobre. — On prescrit 1 gr. 50 d'ipéca.

Langue sale, humide; teinte jaunâtre.

Rate volumineuse.

2 (matin). — T.: 38°,3. P., 128. R., 24.

Soir, 40°. P., 140.

Ce matin, à quatre heures, agitation extrême, coma, stertor.

Sueurs abondantes à la visite. Avale difficilement.

Rien au cœur.

On fait une injection de bromhydrate de quinine, 1 gram.
Injection d'éther.

Potion à l'acétate d'ammoniaque, 10 grammes.

Sinapismes.

2 (soir). — T.: 38°,2. P., 124. R., 24.

Coma, stertor; pupilles mobiles, yeux demi-clos.

Paralysie de tous les membres ; sensibilité conservée.

3 (matin). — T.: 40°. P., 112. Même état.

3 (soir). — T.: 40°2. P., 148. R., 44. Même état.

Pupilles rétrécies ; dyspnée.

Mort à onze heures du soir dans le même état.

### AUTOPSIE

Aspect général. — Sujet non amaigri.

Teinte jaunâtre et terreuse (y compris les sclérotiques).

Thorax. — Muscles très rouges.

*Poumons.* — Pas d'épanchement pleural ni d'adhérences.
Poumons simplement congestionnés, sans noyaux d'induration.

$$D. = 59°.$$
$$G. = 69°.$$

*Cœur.* — 280 grammes (évacué). Très flasque, *dilatation considérable des cavités.* Renferme très peu de sang. *Pas de lésions valvulaires.*

L'aorte ne possède que deux nids de pigeon ; l'un d'eux présente des vestiges de cloisonnement.

*Fibre cardiaque dégénérée*, teinte feuille-morte.

Dans le péricarde, trois cuillerées environ de liquide san-
guinolent.

ABDOMEN. — *Foie.* — 1,500 grammes. Coloration gris de
fer à la surface. Pâleur grisâtre à la coupe ; flasque.

*Rate.* — 300 grammes ; gris de fer foncé, friable.

*Intestin.* — Normal ; pas de coloration autour de la rate.

*Reins.* — D = 130 grammes. Flasques ; substances médul-
laires. G = 130 grammes. Congestionnés.

*Cerveau.* — Œdème des méninges ; pas de lésions.

### Observation XXXI

#### (PERSONNELLE)

(Service de M. le professeur Grasset)

Myocardite. — Fièvre intermittente chronique

L. V., receveur d'enregistrement en Algérie, entre le 5 juin
à l'hôpital suburbain (villa Fournier), service de M. Grasset.

Agé de quarante-cinq ans, habite l'Algérie depuis l'âge de
vingt-deux ans.

Pas d'antécédents héréditaires.

Personnellement, pas de maladie grave antérieure.

Légère pleurésie à l'âge de treize ans, blennorrhagie à dix-
neuf ans sans complication.

Sujet nullement anémié.

Il nous raconte que, quinze jours après son arrivée en Algérie, il eut quelques accès de fièvre contractée à la suite
d'une longue course à cheval durant laquelle il but beaucoup
d'eau. Ces accès cédèrent rapidement au sulfate de quinine.

Depuis, quelques rares accès de temps en temps, devenus
plus fréquents depuis le mois de décembre ; le malade éprouve

très souvent le soir une sensation de froid, suivie d'une sensation de chaleur et de sueurs très abondantes.

Il prend du sulfate de quinine à la moindre indisposition; il est du reste profondément neurasthénique.

Mais voici le point le plus intéressant de son histoire :

Depuis longtemps il se plaint de palpitations, de fourmillements dans les jambes, de sensation de doigts morts pendant le nuit. Il est très essoufflé à la moindre fatigue.

En juin 1885, un phénomène nouveau, qui l'effraya beaucoup, lui survint : A la suite d'une violente émotion (il assista un médecin pour une trachéotomie sur un enfant diphtérique), il eut une syncope.

Il y a deux ans, à la suite d'une fatigue considérable, nouvelle syncope.

Ici même, le lendemain de son arrivée à Montpellier, le malade a une troisième syncope. Il entre d'urgence à l'hôpital et, dans la même journée, il en a deux autres.

Il est complètement apyrétique. Son pouls est faible, mais régulier. Artères un peu dures.

A l'auscultation du cœur, aucun bruit anormal, mais une faiblesse extrême du premier bruit.

On prescrit le repos le plus absolu, 1 gramme de bromhydrate de quinine ; le malade a peu d'appétit. Lait et bouillon.

Les jours suivants, il n'a plus de syncope; mais le premier bruit est toujours très faible ; le malade est essoufflé dès qu'il se lève et fait une marche un peu longue.

Il se trouve cependant mieux, à mesure qu'il se remet de ses émotions et des fatigues de la traversée et du voyage. Il sort et, sur les conseils de M. Grasset, va aux eaux de la Bourboule.

M. Grasset pense qu'il s'agit d'une myocardite chronique dans la genèse de laquelle l'intoxication paludéenne chronique a joué le principal rôle. Comme on le voit, chez ce malade, le cœur, sur lequel s'est localisée l'artério-sclérose, devient insuffisant dès qu'il subit une secousse un peu trop forte, émotion ou fatigue.

Nous avons passé en revue les principaux troubles que subit le cœur au cours du paludisme. Pour les interpréter, nous avons utilisé les données de nos observations et surtout l'opinion des auteurs les plus compétents. Le savant traité sur les *Maladies des pays chauds* de MM. Kelsch et Kiener nous a servi de guide. D'après ce qui précède, on voit que tout se tient dans la pathogénie de ces manifestations cardiaques pour lesquelles nous avons admis deux facteurs, les altérations du sang (déglobulisation et présence de toxines) et la fonction de l'organe.

Nous croyons donc pouvoir terminer en tirant les conclusions suivantes.

L'infection paludéenne produit dans le cœur de nombreux troubles, la plupart fonctionnels, qui sont :

1º Une insuffisance mitrale caractérisée par un souffle au premier temps et à la pointe, se propageant vers l'aisselle. Cette insuffisance est purement fonctionnelle et résulte non d'une endocardite, mais d'une invalidité des muscles papillaires et d'un relâchement des parois du cœur. Cette invalidité des muscles papillaires est produite par l'action paralysante des toxines sécrétées par le parasite malarien.

2º Consécutivement à cette insuffisance mitrale, il y a aussi parfois un dédoublement du second bruit.

3º A cause de l'anémie, d'un côté, et de la suractivité fonctionnelle du cœur, de l'autre, il se produit de la flaccidité et de la décoloration des parois en général, de la dilatation du ventricule gauche en particulier.

Cette dilatation intervient pour une large part dans la production des œdèmes.

4° Cette suractivité fonctionnelle, qui produit la dilatation du ventricule gauche dans le paludisme aigu, mène à l'hypertrophie dans l'intoxication chronique.

6° L'intoxication chronique peut aussi produire la dégénérescence du myocarde par artério-sclérose et dyscrasie.

# INDEX BIBLIOGRAPHIQUE

DUTROULEAU. — Maladies des Européens dans les pays chauds, 1861.

GRIESINGER. — Traités des maladies infectieuses, 1864.

DUROZIEZ. — Des lésions valvulaires du cœur d'origine palustre (Gazette des hôpitaux, 1870).

FABRE. — Myocardite palustre (Gazette des hôpitaux, 1870).

LANCEREAUX. — De l'endocardite végétante et ulcéreuse et de ses rapports avec l'impaludisme (Archives de médecine, 1873).

VALLIN. — Société médicale des hôpitaux, 1874.

— Recueil de médecine militaire, 8e série, tome XXX.

— Union médicale, 1874.

JULIÉ. — Relation d'une épidémie d'affections du cœur (Journal de méd. et chir. militaires, 1878).

LAVERAN. — Traité, 1884.

KELSCH et KIENER. — Traité des maladies des pays chauds, 1889.

RAUZIER. — Cardiopathies palustres (Revue de méd., 1890).

PASQUALE MOSCATO. — Localizzazioni multiple dell' infezzione palustre (Giornale Morgagni, 1890).

GRASSET. — Leçons de clinique médicale, 1891.

www.ingramcontent.com/pod-product-compliance
Lightning Source LLC
Chambersburg PA
CBHW070827210326
41520CB00011B/2146